CONTRIBUTION A L'ÉTUDE

DE

L'ACIDE SILICOTUNGSTIQUE

Comme réactif des Alcaloïdes de l'urine

PAR

Le D͏ʳ Henri GUILLEMARD

DE LA FACULTÉ DE MÉDECINE DE PARIS
LICENCIÉ ÈS-SCIENCES PHYSIQUES
ANCIEN EXTERNE DES HOPITAUX DE PARIS

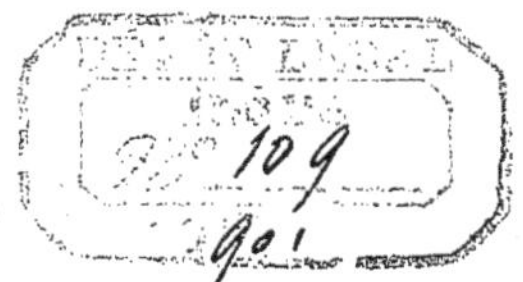

LIBRAIRIE MÉDICALE ET SCIENTIFIQUE
JULES ROUSSET
PARIS. — 36, Rue Serpente. — PARIS
(EN FACE LA FACULTÉ DE MÉDECINE)

1901

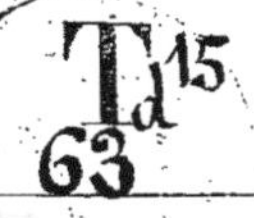

CONTRIBUTION A L'ÉTUDE

DE

L'ACIDE SILICOTUNGSTIQUE

Comme réactif des Alcaloïdes de l'urine

PAR

Le Dr Henri GUILLEMARD

DE LA FACULTÉ DE MÉDECINE DE PARIS
LICENCIÉ ÈS-SCIENCES PHYSIQUES
ANCIEN EXTERNE DES HOPITAUX DE PARIS

LIBRAIRIE MÉDICALE ET SCIENTIFIQUE
JULES ROUSSET
PARIS. — 36, Rue Serpente. — PARIS
(EN FACE LA FACULTÉ DE MÉDECINE)

1901

A MES PARENTS

A MES AMIS

A MES MAITRES DE L'ECOLE DE DIJON

A MONSIEUR LE PROFESSEUR J. VIOLLE

Membre de l'Institut
Professeur au Conservatoire des Arts-et-Métiers.

A M. LE PROFESSEUR ARMAND GAUTIER

Membre de l'Institut
Membre de l'Académie de médecine
Professeur de chimie à la Faculté de médecine de Paris

Hommage de respectueuse reconnaissance.

INTRODUCTION

La découverte de la formation d'alcalis au sein du protoplasma vivant est une conquête relativement récente de la science ; elle appartient au siècle dernier.

C'est en 1817 que Sertuerner isole la morphine cristallisée et écrit : « C'est une base alcaline, substance très singulière qui semble se rapprocher de 'ammoniaque. » Il affirme ainsi, contrairement aux idées théoriques régnantes, la nature alcaline d'une substance élaborée par un végétal et trace la première ligne d'un chapitre nouveau, celui des alcaloïdes. Cette découverte se généralisa rapidement, mais on s'adressa d'abord uniquement au règne végétal, si bien que, pendant longtemps, la dénomination d'alcaloïde naturel devait rester synonyme d'alcali d'origine végétale.

En 1872, M. A. Gautier montre que les bactéries putréfactives anaérobies, vivant aux dépens de l'albumine pure, sécrètent des alcaloïdes. Cinq années plus tard, Selmi parvenait à la même conclusion. C'est ainsi qu'à l'histoire des alcaloïdes végétaux venait s'adjoindre un chapitre nouveau, celui des alcaloïdes d'origine bactérienne : les ptomaïnes.

Toutefois un dernier pas restait à faire dans la voie de la généralisation ; c'est encore à M. A. Gautier que revient l'honneur de l'avoir franchi, en montrant que le protoplasma de la cellule animale fonctionne surtout anaérobiquement et fabrique normalement des substances basiques, les leucomaïnes, comme les bactéries anaérobies forment les ptomaïnes, comme le pavot produit l'opium.

Mais quelque actifs que soient ces poisons basiques, sécrétés par les microbes pathogènes ou les cellules de l'économie, M. A. Gautier a bien fait voir que, à côté d'eux, produites par les mêmes agents, existent des substances azotées plus complexes, moins bien définies et d'une activité bien autrement grande. Elles répondent plus ou moins franchement aux réactions générales des alcaloïdes et paraissent représenter des termes de passage entre les bases organiques proprement dites et les matières protéiques ; ce sont les toxalbumines. Les albuminoïdes, d'ailleurs, ne répondent-ils pas eux-mêmes à la plupart des réactions alcaloïdiques ? Il suit de là que le groupe des bases animales est en somme assez mal limité.

Quoiqu'il en soit, si ces poisons viennent à s'accumuler dans l'organisme, le clinicien assiste à toute une série de phénomènes d'ordre pathologique reproduisant le tableau symptomatique de chaque maladie. La nature réagit de plusieurs manières ; deux surtout nous intéressent ici : l'oxydation qui détruit le poison, l'élimination qui le rejette de l'organisme. Il est donc certain à priori qu'en nous adressant à nos émonctoires naturels, nous retrouverons les bases toxiques ; mais en quel état ? peut-être intactes, peut-être plus ou moins profondément oxydées, peut-être même complètement transformées.

D'après Brieger (1) qui a étudié avec soin quelques-unes des bases dues soit aux microbes de la putréfaction, soit aux microbes pathogènes, « la formation de ptomaïnes toxiques au sein de l'organisme doit déterminer la mort aussitôt que la dose maxima qu'il tolère est dépassée ; c'est-à-dire que la quantité de ces ptomaïnes sera toujours trop faible pour que l'on puisse en tirer quelque profit pour leur étude ». Si le filtre rénal est imperméable, il suffira certainement d'une faible dose de toxine pour tuer ; mais en fait, notre filtre rénal perméable élimine bien des fois la dose de poison susceptible de nous tuer et, en recueillant l'urine correspondant à une ou plusieurs périodes morbides, on l'a très souvent retrouvé en proportion appréciable. Il me semble plus exact de dire : les ptomaïnes toxiques formées au sein de l'organisme doivent entraîner la mort dès que la quantité produite dépasse la quantité éliminée de la dose maxima tolérée par l'organisme.

Brieger ajoute encore : « d'autre part, on peut admettre que la grande puissance de combustion que possède l'organisme transforme rapidement en produits plus oxydés les produits microbiques, toxiques ou inoffen-

(1) BRIEGER. — *Microbes, ptomaïnes et maladies*, traduction Roussy et Winter.

sifs et en change complètement la nature. » C'est une opinion certainement trop radicale ; des faits bien établis le prouvent. M. C. Bouchard (1) est arrivé à reproduire tout le tableau symptomatique du choléra en injectant dans la veine marginale du lapin les extraits des urines de malades atteints de choléra et a donné ainsi la preuve clinique de ce fait que les toxines d'origine infectieuse définie s'éliminent en nature. MM. Roux et Yersin provoquent de même chez le chien la paralysie diphtérique par injection d'urine stérilisée d'un enfant atteint de croup. Enfin M. G. Pouchet (2) n'a-t-il pas retrouvé dans les bouillons de culture du microbe de Koch cet alcaloïde liquide, altérable, violemment toxique qu'il avait d'abord isolé des déjections cholériques, et donné ainsi la preuve chimique du même fait ?

Il reste donc établi que le rein élimine *en quantité très sensible* et très souvent *en nature* les toxines qui résultent soit du fonctionnement normal de nos cellules, soit de l'activité des microbes pathogènes.

La recherche, l'étude, le dosage de ces bases urinaires ont fait l'objet d'un grand nombre de travaux ; les méthodes les plus variées y sont mises en œuvre. J'ai essayé d'appliquer à la séparation et à l'estimation globale de ces bases un réactif non encore employé à cet effet, l'acide silicotungstique. C'est à l'exposé des méthodes suivies et des résultats qu'elles m'ont donnés

(1) BOUCHARD. — *Archives de physiologie*, 1889, 5ᵉ série. — Comptes rendus des séances de l'Association française pour l'avancement des sciences, 1885.
(2) POUCHET. — C. R , 100, p. 1246.

que je consacre les pages suivantes ; cet exposé est précédé d'une revue rapide des travaux antérieurs.

Si ce travail présente quelque intérêt, il le doit tout entier à la direction que lui a donnée M. le professeur Armand Gautier qui, après m'en avoir inspiré le sujet et m'avoir guidé de ses conseils, a bien voulu accepter la présidence de ma thèse ; je suis heureux de lui adresser ici, avec mes remerciements, l'assurance de ma très vive reconnaissance. Mes remerciements s'adressent aussi à M. le docteur P. Bourcet, chef du laboratoire, dont la compétence et l'extrême obligeance m'ont bien souvent facilité la besogne, à M. le docteur Gillot qui, à la bibliothèque de l'École de pharmacie, a mis à mon service avec une entière complaisance, ses connaissances étendues en bibliographie, à tous ceux enfin qui, de loin ou de près, m'ont aidé dans mon travail.

Historique.

Il est intéressant, au début de cette étude, de noter que dès 1701 Nicolas Lemery (1) qui, sacrifiant aux idées régnantes, admet qu'il ne se trouve aucun sel alcali ni dans les végétaux, ni dans les animaux « qui n'ont point passé par le feu », fait pourtant une exception en faveur de l'urine. Il remarque que « l'urine bien chaude fait précipiter avec ébullition le mercure dissout par l'esprit de nitre » et en conclut que cette sécrétion doit renfermer des matières « qu'on peut appeler des alcalis, parce qu'elles font précipiter des corps dissouts par les liqueurs acides ». Il précipitait ainsi un grand nombre de bases organiques.

Les bases organiques de l'urine ont, pendant longtemps, fait partie du groupe, mal défini, des matières extractives. Le professeur Pouchet, dans sa thèse inaugurale (2), donne avec Hepp le nom de matières extractives à l'ensemble des corps autres que les éléments

(1) Nicolas LEMERY. — Cours de chymie.
(2) G. POUCHET. — *Contribution à la connaissance des matières extractives de l'urine*, 1880.

minéraux, l'urée et l'acide urique. Il devait depuis réserver ce nom à l'ensemble des éléments non dialysables (1). On peut aujourd'hui séparer et décrire à part la famille des composés à fonction alcaloïdique. Cette famille est, à vrai dire, assez mal définie dans beaucoup de ses termes et assez mal limitée, reliée qu'elle est à celle des toxalbumines par une série de corps qui présentent à la fois, plus ou moins franchement, les caractères des alcaloïdes et ceux des matières protéiques ; aussi bien, toute classification est plus ou moins artificielle. Quoiqu'il en soit, voici quelles sont, réparties en leurs deux familles, leucomaïnes et ptomaïnes, les bases organiques jusqu'ici rencontrées dans l'urine.

I. — LEUCOMAINES

Ce sont les bases résultant du fonctionnement normal du protoplasma vivant ; elles sont oxygénées, peu oxydables, fixes, peu vénéneuses.

1° *Bases xanthiques.*

Elles précipitent à chaud par l'acétate de cuivre, à froid par le nitrate d'argent ammoniacal.

L'urine n'en contient que de très faibles quantités. D'après Camerer (2) les bases xanthiques qui passent dans l'urine de vingt-quatre heures équivalent proportionnellement à leur teneur en azote à 87 milligr. de xanthine

(1) G. POUCHET. — C. R., 1883-97, p. 1560,
(2) CAMERER. — *Ztschr. f. Biol*, t. XXVIII, p. 72, 1891.

avec une alimentation mixte, à 44 milligr. avec une alimentation carnée, à 72 milligr. avec une alimentation végétale. Un travail de Flatow et Reitzenstein (1) indique 19,8 milligr. de bases xanthiques par litre, 29,2 milligr. dans l'urine de vingt-quatre heures.

Le nombre de ces bases rencontrées jusqu'à ce jour dans l'urine est de dix :

1° Xanthine. $C^5H^4Az^4O^2$. — Découverte en 1819 par W. Marcet dans un calcul vésical, elle a été reconnue par Strecker (2) comme élément constant de l'urine normale. Neubauer en retira 1 gr. environ de 300 l. d'urine. Elle augmente quand on use de bains sulfureux (Stromeyer et Durr). On la trouve en plus grande quantité dans certains cas pathologiques : 28,5 mg. dans 100 cc. chez un enfant atteint de néphrite, au lieu de 3 mg. à l'état normal (Baginsky) (3) ; 0,15 g. dans l'urine de vingt-quatre heures dans un cas de pachyméningite hypertrophique, 0,08 g. dans un cas de tabès (Pouchet, loc. cit.).

2° Hypoxanthine. $C^5H^4Az^4O$.—Salomon (4) en trouva des traces dans l'urine normale. Pouchet l'a rencontrée également ; elle augmente sensiblement dans la leucémie, certaines maladies du foie et des reins (Thudi-

(1) R. FLATOW et A. REITZENSTEIN. — *Deutsche med. Wochenschr*, 23, 187.

(2) STRECKER et SCHERER. — *Ann. d. Ch. u. Pharm.*, t. CII, p. 208, 1857. — T. CVIII, p. 140 et 151. 1858.

(3) BAGINSKY. — *Ztschr. f. physiol. Ch.*, t. VIII, p. 39¹.

(4) SALOMON. — *Ztschr. f. physiol. Ch.*, t. XI, p. 410, 1887.

chum) (1), les maladies des centres nerveux (Pouchet, loc. cit.).

3° Episarcine, $C^4H^5Az^3O$. — Balke (2) en aurait retiré 0,4 g. de 1.600 litres d'urine normale.

4° Carnine. $C^7H^8Az^4O^3$. — Pouchet (loc. cit.) l'a constamment rencontrée dans l'urine normale ; dans certaines affections fébriles et dans les maladies du système nerveux elle se trouve en plus grande quantité.

5° Hétéroxanthine. $C^6H^6Az^4O^2$. — Trouvée par Salomon (3) dans l'urine normale en très faible quantité 1 g. pour 1000 l. ; 7 gr. 5 pour 10.000 l. (Krüger et Salomon) (4). Elle est plus abondante dans l'urine des leucémiques ; 0,015 g. pour 6,3 l. d'urine (Salomon). D'après Bondzynski et Gottlieb (5) et d'après Albanèse (6) la théobromine et la caféine absorbées se retrouvent sous cette forme dans l'urine.

6° Paraxanthine. $C^7H^8Az^4O^2$. — Découverte par Thudichum (7) dans l'urine, elle en a été retirée à la dose de 12,5 g. pour 10.000 l. par Krüger et Salamon (8).

---

(1) THUDICHUM. — *Grundzuge der anat. u. Klin. Ch.*, 1886, p. 248.

(2) BALKE.—*Journ. f. prakt. Ch.*, [2] t. XLVII, p. 544 et 563, 1893.

(3) SALOMON. — *Berichte d. chem. Gesellsch.*, t. XVIII, p. 3407, 1885.

(4) KRUGER et SALOMON. — *Ztschr. f. physiol. Ch.*, t. XXI, p. 169, 1895.

(5) BONDZYNSKI et GOTTLIEB. — *Bericht. d. chem. Gesellsch.*, t. XXVIII, p. 1113, 1895.

(6) ALBANESE. — *Archiv. f. exper. Pathol.*, t. XXXV, p. 449, 1895.

(7) THUDICHUM. — C. R., t. CVI, p. 1805, 1883.

(8) KRUGER et SALOMON. — *Ztschr. f. physiol. Ch.* t. XXI, p. 169, 1895.

7º Guanine. $C^5H^5Az^5O$. — Elle forme d'après M. G. Pouchet (loc. cit.) un élément de l'urine normale.

8º Adénine. $C^5H^5Az^5$. — Seul jusqu'ici Stadthagen (1) l'a rencontrée dans 10 l. d'urine de leucémique ; dans la même quantité d'urine normale il est impossible de la caractériser.

9º Epiganine, et

10º une base *xanthique innomée* ont été rencontrées dans l'urine d'aliénés par Krüger et Wulff (2).

Cette base mentionnée dans la dernière édition de Neubauer et Vogel (*Analyse des Harnes, zehnte Auflage, analytischer Theil*) a été depuis identifiée avec l'hypoxanthine (3).

Mais comme il faut ajouter à la liste précédente la 1-méthylxanthine, le nombre des bases xanthiques, jusqu'à ce jour séparées de l'urine, se trouve ramené à dix.

2º *Bases créatiniques.*

Elles ne précipitent ni par l'acétate de cuivre, ni par l'azotate d'argent ammoniacal, mais forment des chlorizincates insolubles.

On a signalé trois de ces bases dans l'urine :

1º Créatine. $C^4H^9Az^3O^2$. — D'après Voit et d'après

(1) STADTHAGEN. — *Wirchow's Archiv.*, t. CIX, p. 415.

(2) KRUGER et WULFF. — *Du Bois' Archiv.*, 1894, p. 553.

(3) KRUGER et SALOMON. — Die Alloxurenbasen des Harnes, *Hoppe-Seyler's Zeitschrift für physiologische Chemie*, p. 350.

Meissner (1) elle se trouve toujours en petite quantité dans l'urine. Hoffmann (2) conteste ce fait. Il suffit d'ailleurs de se rappeler avec quelle facilité la créatine et la créatinine se transforment l'une dans l'autre pour prévoir combien on a peu de chance de déterminer, à la suite de manipulations nécessairement assez complexes, la proportion relative de ces deux bases telles qu'elles se trouvent dans l'urine ; c'est d'ailleurs ce qui ressort du paragraphe suivant.

2° Créatinine $C^4H^7Az^3O$. C'est Liebig qui l'a rencontrée le premier dans ce précipité cristallin que forme l'urine sirupeuse traitée par le chlorure de zinc. Liebig trouva de la créatine dans le même précipité et en conclut que ces deux bases coexistent dans l'urine. Heintz montra plus tard qu'en réalité le précipité ne contient point de créatine, mais que cette substance se forme aux dépens de la créatinine pendant la décomposition du chloro-zincate.

D'après Neubauer un adulte bien portant, au régime mixte, élimine 0,6 gr. à 1,3 gr. de créatinine, soit environ 1 gr. dans les 24 heures.

Stillingfle et Johnson indique un chiffre plus considérable : 1,7 gr. à 2,1 gr. dans les 24 heures.

Sa quantité augmente dans les maladies fébriles, le régime carné, le travail musculaire. Moitessier (3) a

(1) Messner. — *Ztsch. f. rat. Med.* [3] t. xxiv, p. 97 et 103. — t. xxxi, p. 297.

(2) Hoffmann. — *Wirchow's Archiv.*, t. xlviii, p 358, 1896.

(3) Moitessier. — Comptes rendus de la Société de biologie, t. xliii, p. 573, 1891.

montré que, à la suite de marches forcées, sa quantité peut s'accroître de 1/8. De même d'après Ackermann (1) un travailleur en élimine moins dans un jour de repos que dans un jour de travail.

On peut rapprocher de ces faits le résultat des recherches de Adduco (2) sur l'urine de soldats accomplissant des marches forcées. Suivant cet auteur on peut extraire par l'éther de ces urines une base toxique, à sel de platine peu soluble qui détermine chez les animaux des phénomènes d'excitation suivis de dépression.

3° Xanthocréatinine. $C^5H^{10}Az^4O$. Découverte par M. A. Gautier (3) dans l'extrait de viande, Monari (4) l'aurait rencontrée dans l'urine du chien et de l'homme après un violent exercice musculaire et Colasanti (5) en quantité considérable dans l'urine du lion.

3° *Bases névriniques*

Elles se distinguent des bases xanthiques et créatiniques en ce qu'elles ne donnent aucune des réactions caractéristiques de ces bases.

Jusqu'ici, un seul des corps de ce groupe a été

---

(1) ACKERMANN. — Comptes rendus de la Société de biologie, t. XLVI, p. 659, 1894.

(2) ADDUCO. — *Arch. de biol. ital.* t. IX, p. 203. — *Centralbl. f. physiol.*, 1888, p. 291.

(3) A. GAUTIER. — *Bull. de l'Acad. de méd.* [2] t. XV, p. 123, 1896. — *Bull. de la Soc. chim.* [2], t. XLVIII, p. 16, 1887.

(4) MONARI. — *Atti. r. acad. dei lincei.* [2] t. XV, p. 202, 1886. — *Gaz. chim. ital.*, 1887. — *Berichte d. chem. Gesellsch*, t. XX, p. 225

(5) COLASANTI. — *Gaz. chim. ital.*, 1887. — *Jahresb. f. Thierch.* 1891, p. 162.

signalé dans l'urine normale, c'est la bétaïne $C^5H^{11}AzO^2$. Découverte par Scheibler dans la betterave en 1866, c'est Liebreich qui l'a retirée de l'urine.

4° *Bases innomées.*

1° Corps azoté de Baumstark, $C^4H^4AzO^2$. Base cristalline, voisine de l'allantoïne au point de vue analytique (1).

2° Substance de Meissner (2). Elle a été trouvée dans l'urine de chiens nourris de pain. Basique, soluble dans l'eau, elle se sépare avec l'allantoïne en beaux mamelons incolores de cristaux soyeux.

3° Bases de M. G. Pouchet. Dans sa thèse inaugurale (1880, loc. cit.), M. G. Pouchet décrit un alcaloïde qu'il a séparé en faible quantité en cherchant à caractériser la créatine et la créatinine. Il en fixa quelques propriétés, mais ne le caractérisa pas davantage. Ce devait être une des premières leucomaïnes entrevues. A l'époque où elle fut décrite, M. A. Gautier (3) recherchait en effet si les tissus vivants ne seraient pas le lieu de production de véritables bases, et il observa que cet alcaloïde normalement sécrété par l'organisme présentait bien toutes les propriétés des ptomaïnes. De ce fait et de quelques autres semblables devait résulter la découverte des leucomaïnes.

M. G. Pouchet, poursuivant ses recherches, parvint,

---

(1) Baumstark. — *Annal. d. Chem.*. t. CLXXIII, p. 342

(2) Meissner. — *Ztschr. f. rat. med.*, [3], t. XXXI p. 317.

(3) A. Gautier. — *Journal de l'anat. et de la physiol.*, 1881, p. 330. — *Virchow-Hirsch's*, 1881, p. 126.

en en préparant les tannates, à séparer de l'urine normale les deux bases :

$C^3H^5AzO^2$, incristallisable.

$C^7H^{12}Az^4O^2$ ou $C^7H^{14}Az^4O^2$, cristallisable (1).

Je ne ferai que mentionner ici le travail de Mme Eliacheff (2) qui a étudié la partie non dialysable de 42 litres d'urine ; la substance obtenue, vitreuse, hygrométrique, douée d'un pouvoir réducteur prononcé, était en effet acide et ne présentait aucun caractère alcaloïdique.

Je ne ferai également que mentionner les bases que Thudichum (3) nomme réducine, pararéducine, aromine, etc... « substances qui n'ont pas été bien étudiées et dont la réalité même n'est pas assez établie pour qu'on puisse en parler avec quelque utilité ». (A. Gautier.)

Mais il faut rapprocher des leucomaïnes un certain nombre de corps qui appartiennent à deux familles voisines, celle des uréides et celle des acides amidés, et qui constituent de véritables bases des urines normales.

1° La famille des uréides nous fournit l'allantoïne $C^4H^6Az^4O^3$. Wöhler (4) l'a rencontrée dans l'urine de veaux nourris au lait. On la trouve dans l'urine des nouveau-nés dans les huit premiers jours qui suivent la naissance, dans l'urine de la femme enceinte (Gusserow) (5) et même dans l'urine des hommes (Ziegler et

(1) Pouchet. — C. R., t. xcvii, p. 1560, 1883.
(2) Eliacheff. — *Mémoires de la Société de biologie*, [9], t. iii, p. 71, 1891.
(3) Thudichum. — C. R., t. cvi, p. 1803, 1888.
(4) Wohler. — *Ann. d. Ch. et Pharm.*, t. lxx, p. 229.
(5) Gusserow. — *Archiv. f. Gynäkologie*, t. iii, p. 269, 1871.

Hermann-bei Gusserow). M. G. Pouchet (thèse, loc. cit.)
en a trouvé de petites quantités dans l'urine normale de
l'homme, une quantité plus considérable dans l'urine de
la femme grosse, ainsi que dans le diabète insipide et
l'hystérie convulsive.

2° La famille des acides amidés nous fournit quatre
corps :

Acide carbamique AzH^2-COOH. Trouvé par Abel et
Drechsel (1) dans l'urine du cheval, par Abel et
Muirhead (2) dans l'urine du chien et l'urine humaine
après une alimentation riche en chaux, enfin par Hahn
et Nenki (3) dans l'urine normale et surtout dans les
cas de troubles fonctionnels du foie.

Cystine $C^6H^{12}Az^2S^2O^4$. Elle existerait en très petite
quantité d'après Baumann et Goldmann dans l'urine
normale où on peut la déceler grâce au chlorure de
benzoyle ; on la trouve fréquemment dans les sédiments
urinaires sous forme de tables hexagonales ; elle est
enfin susceptible de former de véritables calculs vési-
caux.

Leucine $C^6H^{13}AzO^2$. D'après M. G. Pouchet elle for-
merait en très faible quantité un des éléments de l'urine
normale.

Tyrosine $C^9H^{11}AzO^3$. Comme la leucine, elle entre
en très faible proportion dans la constitution de l'urine

(1) Abel et Drechsel. — *Du Bois' Archiv.*, 1891, p. 236.
(2) Abel et Muirhead. — *Archiv. f. exper. Pathol.*, t. xxxi, p. 15,
32, 467. 1893.
(3) Hahn et Nenki. — *Archives des sc. biologiques*, t. i, p. 467,
1892

normale (G. Pouchet). On la rencontre en plus grande quantité dans les cas d'atrophie jaune du foie, d'empoisonnement par le phosphore, de petite vérole, etc. Blendermann [1] n'a pas pu la caractériser dans l'urine normale.

II. — PTOMAINES.

Ce sont des bases qui résultent d'une fermentation microbienne anaérobie ; elles sont pauvres en oxygène, réductrices, très vénéneuses.

De nombreuses bases appartenant à ce groupe ont été retirées de l'urine. Les travaux les plus importants qui ont trait à leur recherche dans cette excrétion sont les suivants :

En 1882, à l'époque même où M. A. Gautier publiait ses premières recherches sur les alcaloïdes des tissus normaux, M. C. Bouchard [2] arrivait à cette conclusion que l'urine normale contient des produits alcaloïdiques qu'il regardait comme provenant de putréfactions intestinales. Il admet d'ailleurs que des alcaloïdes peuvent dans certaines maladies infectieuses provenir des microbes répandus dans les tissus et les humeurs.

Lépine et Guérin [3] isolent une base dont le chlorhydrate est toxique et étudient la toxicité des extraits de diverses urines pathologiques.

En 1886 Villiers [4] ne trouve que rarement des alca-

(1) BLENDERMANN. — *Ztschr. f. physiol. Ch.*, t. VI, p. 261, 1882.
(2) BOUCHARD. — *Revue de médecine*, t. II, p. 825, 1882.
(3) LÉPINE et GUÉRIN. — *Lyon méd.*, p. 42, 1884.
(4) VILLIERS. — C. R., t. C, p. 1246, 1886

loïdes dans l'urine normale ; mais ils apparaissent à la moindre indisposition. Sa méthode est, il est vrai, défectueuse en ce qu'elle ne révèle que les bases déplacées par les carbonates alcalins et solubles dans l'éther. La même observation s'applique d'ailleurs à la méthode suivie par M. C. Bouchard en 1882.

Deux ans après paraissent les travaux de Selmi (1). Cet auteur avait, dès 1880, retiré des urines pathologiques un certain nombre de bases présentant des réactions différentes, mais dont il n'a pas déterminé la composition ; il les groupe sous le nom de pathoamines.

Luff (2) en 1888 suit une méthode peu différente de celle de M. C. Bouchard, méthode reprise depuis par Griffiths et qui consiste à agiter l'urine, alcalinisée avec du carbonate de soude, avec l'éther dans lequel on fixe avec de l'acide tartrique les alcaloïdes qu'il a emprunt és à l'urine. Luff étudia par ce procédé l'urine d'un cas de typhoïde et de plusieurs cas de scarlatine avec température élevée. La fièvre typhoïde lui fournit un peu de substance blanche, cristalline, répondant à la plupart des réactions des alcaloïdes ; la scarlatine, une ptomaïne imparfaitement cristallisée, faiblement alcaline, se rapprochant également des alcaloïdes par plusieurs réactions.

Mais c'est Griffiths qui est allé le plus loin dans cette voie de la recherche des bases urinaires d'origine pathologique. Bien que la méthode employée ne lui permette

(1) SELMI. — *Annali di Chim. e di Farmacol.*, t. VIII, p. 3, 1888.
(2) LUFF. — A new method of extracting ptomaïnes, *Thesis* for the degree of M. D. of the University of London, 1888.

d'isoler que les bases susceptibles d'être enlevées par l'éther à l'urine alcalinisée par le carbonate de soude, il est parvenu à extraire de chacune des urines pathologiques examinées un corps différent, et dont il donne la composition. Enfin il a pu retrouver la plupart de ces bases dans les cultures de microbes pathogènes correspondants. Voici l'énumération de ces ptomaïnes :

Oreillons, $C^6 H^{13} Az^3 O^2$ (isomère de la lysatine), C. R. t. CXIII, p. 656.

Scarlatine, $C^5 H^{12} AzO^4$. C. R., t. CXIII, p. 656, 1891.

Diphtéric, $C^{14} H^{17} Az^2 O^6$. *Ibid*

Rougeole, $C^3 H^5 Az^3 O$ (glycocyamidine). C. R., t. CXIV, p. 497, 1892.

Coqueluche, $C^{13} H^{19} AzO^2$ *Ibid*

Morve, $C^{13} H^{10} Az^2 O^6$. C. R., t. CXIV, p. 1382, 1892.

Pneumonie, $C^{20} H^{26} Az^2 O^3$. *ibid*.

Epilepsie, $C^{10} H^{13} Az^3 O^7$. C.R. t. CXV, p. 185, 1892.

Erysipèle, $C^{11} H^{13} Az O^3$. C. R. t. CXV, p. 667, 1892.

Fièvre puerpérale, $C^{22} H^{19} AzO^2$. C. R. t. CXV, p. 668.

Eczéma, $C^7 H^{13} AzO$. C. R. t. CXVI, p. 1205, 1893.

Influenza, $C^9 H^9 AzO^4$. (Griffiths et Ladel). C. R. t. CXVII, p. 744, 1893.

Carcinome utérin, $C^8 H^5 AzO^5$. C. R. t. CXVIII, p. 1350, 1894.

Pleurésie, $C^2 H^5 AzO^2$. *Chem. Centralbl.*, 1894, t. II, p. 1000.

Angine de poitrine, $C^{10} H^9 AzO^4$ (Griffiths et Massey) C. R., t. CXX, p. 1128, 1895.

En 1892 il faut relever les travaux de Boinet et Silberet

et de Nenki. Boinet et Silberet (1) étudiant un cas de maladie de Basedow ont pu isoler trois ptomaïnes qui injectées aux animaux reproduiraient le tableau symptomatique de l'affection présentée par le malade. Nenki (2) n'a pu, notamment en ce qui concerne la morve, confirmer les données de Griffiths. Kressling a, d'autre part, sur l'indication de Nenki, traité sans résultat par la méthode de Griffiths 10 l. de bouillon de culture de rougeole.

En revanche, l'année suivante Chiaruttini (3), étudiant les urines de malades atteints d'épilepsie, hystérie, chorée et autres affections du système nerveux, affirme avoir trouvé dans chaque cas des alcaloïdes qui chez les animaux reproduiraient les symptômes caractéristiques des maladies correspondantes. Les fortes doses tuaient au milieu de convulsions. Il faut noter encore que la même année Kijanitzin (4) retira de l'urine de lapins et de chiens portant des brûlures étendues une substance présentant des propriétés semblables à celles de la peptotoxine et la même toxicité.

Les recherches d'Albu (5) publiées en 1894 confirment partiellement les données de Griffiths. Cet auteur trouva des alcaloïdes dans l'urine de malades atteints de scar-

---

(1) Boinet et Silberet. — *Revue de médecine*, 1892. — *Jahresb. f. Thierch.* 1892, p. 495.

(2) Nenki. — *Jahresb. f. Thierch*, 1892, p. 601.

(3) Chiaruttini. — *La riforma med.*, 1893. p. 133 et 135. — *Jahresb. f. Thierch,* 1893, p. 548.

(4) Kijanitzin. — *Virchow's Archiv.*, 1893, p. 131 et 443.

(5) Albu. — *Berliner Klin. Wochensch.*, t. xxxi. p. 8 et 1081. 1894.

latine, rougeole, pneumonie, diphtérie, phtisie fébrile,
sarcome de l'utérus, érysipèle, maladie de Basedow,
tétanos, anémie pernicieuse, coma diabétique ; dans
tous ces cas il obtint des produits purs, cristallisés,
mais en quantité toujours insuffisante pour une analyse
élémentaire. Les propriétés physiques et chimiques des
corps obtenus répondaient aux descriptions de Griffiths
sauf dans trois cas, pour ce qui concerne les alcaloïdes
de la scarlatine, de la diphtérie et de la pneumonie.

Ewald et Jacobson (1) retirèrent de l'urine tétanique
une substance *non toxique* donnant un picrate cristallisé
en longues aiguilles. Il est curieux de noter en effet que,
des nombreuses bases retirées des cultures du bacille
tétanique, aucune ne passe dans l'urine : cette urine,
injectée aux animaux, reste relativement inactive. Les
recherches des mêmes auteurs portèrent également sur
l'urine de malades atteints de cancer stomacal, de coma
urémique et de maladie d'Addison ; la base retirée dans
ce dernier cas présentait la formule $C^5H^7AzO^6$.

Plus récemment A. Gardeur (2) étudie l'urine des
aliénés. L'urine concentrée dans le vide à consistance
d'extrait et alcalinisée par le carbonate de soude est
reprise par l'alcool. Cette méthode permit à l'auteur de
séparer une série d'alcaloïdes ou cristallisés, ou huileux,
ou volatiles à odeur d'aubépine. Ces résultats concordent
avec ceux indiqués par M. G. Pouchet et d'autres auteurs

(1) Ewald et Jacobson. — *Berliner Klinische Wochensch.*, t. xxxi,
p. 25, 1894.

(2) A. Gardeur. — *Méthode de recherche des poisons physiologiques dans les urines*, Bruxelles, 1898, p. 15, Institut Solvay.

pour établir que, en général, dans les affections du système nerveux et chez les aliénés les urines sont très chargées en ptomaïnes, peut-être parce que, chez ces malades, un vice de nutrition primitif, dont cette toxicité des urines est le signe, est la cause plutôt que l'effet des troubles nerveux que l'on constate (A. Gautier).

Il faut enfin faire rentrer dans les groupes de ptomaïnes deux diamines grasses rencontrées dans l'urine :

La putrescine ou tétraméthylène-diamine $C^4H^{12}Az$.

La cadavérine ou pentaméthylène-diamine $C^5H^{14}Az^2$.

Roos les a trouvées dans les urines de deux malades atteints de malaria grave avec troubles gastriques ; elles étaient accompagnées de cystine. Udranszky et Baumann (1) les ont également rencontrées dans l'urine de la cystinurie. La cadavérine a été trouvée seule dans deux cas de cystinurie par Stadthagen et Brieger (2). Le chlorure de benzoyle est un réactif très sensible de ces bases.

(1) UDRANSZKY et BAUMANN. — *Berichte d. chem. Gesellsch.*, t. XXI, p. 2744 et 2938. 1888.

(2) STADTHAGEN et BRIEGER. — *Virchow' s Archiv.*, p. 490. 1889.

Application de l'acide silicotungstique à la séparation des alcaloïdes de l'urine normale.

La méthode que j'ai suivie pour étudier les alcaloïdes de l'urine est fondée sur l'emploi d'un réactif non encore utilisé à cet effet, l'acide silicotungstique.

Cet acide $12TuO^1 SiO^2 2H^2O$ découvert par Marignac (1) a été étudié récemment par Wyrouboff (2). Déjà signalé comme réactif très sensible des alcaloïdes par Godefroy (3), il a été étudié avec soin, à ce point de vue, par M. G. Bertrand (4).

Sa préparation repose sur ce fait que la silice gélatineuse se dissout dans une solution de tungstate acide de sodium pour former du silicotungstate de sodium, dont on sépare l'acide silicotungstique en utilisant l'insolubilité du sel mercureux, le seul silicotungstate métallique insoluble. L'acide est ensuite mis en liberté par l'acide chlorhydrique.

Pour réaliser cette préparation, ou prend du *tungstate*

(1) MARIGNAC. — *Ann. de chim. et phys.*, [3], t. LXIX, p. 81 et (4) t. III, p. 5, 1864.

(2) WYROUBOFF. — *Bull. Soc. fr. de minéralogie*, t. XIX, n° 7, 1896.

(3) GODEFROY. — *Deut. chem. Gesellsch,* t. IX, p. 1792.

(4) G. BERTRAND. — *Bull. de la Soc. chim.* (3), t. XXI, p. 323 et 434.

neutre de sodium du commerce (deux kilog. m'ont fourni
cent grammes environ d'acide silicotungstique). On le
dissout dans trois fois son poids d'eau chaude, on filtre,
puis on ajoute peu à peu en remuant de l'acide azotique ;
il se forme un précipité d'acide tungstique qui se dissout, d'abord rapidement, dans l'excès de tungstate
neutre pour former un tungstate acide. Dès que le précipité ne se dissout plus que difficilement il faut cesser
d'ajouter de l'acide azotique. On prépare alors de la *silice
gélatineuse* en décomposant à froid du silicate de sodium
par l'acide azotique, on décante et on remplace le liquide
décanté par de l'eau pure. On verse, par petites portions
et en remuant, la silice dans la solution de tungstate
acide où elle se dissout ; on chauffe pendant une ou deux
heures en évitant que la liqueur se concentre et la
maintenant acide par l'acide azotique ; on cesse de chauffer dès qu'une prise d'essai ne précipite plus ni par
l'acide chlorhydrique, ni par l'acide azotique ajoutés
en excès. La liqueur refroidie est filtrée, puis étendue
d'eau. On la mélange à chaud à une solution *concentrée
et chaude de nitrate mercureux pur*. Il se forme immédiatement un précipité légèrement jaunâtre très dense
que l'on doit laver par décantation pendant une journée.
Ce précipité est ensuite décomposé à chaud par l'*acide
chlorhydrique*. La fin de la réaction se reconnaît à ce
que le silicotungstate mercureux légèrement jaune est
complètement remplacé par le chlorure mercureux blanc ;
on filtre ; l'acide silicotungstique est en solution dans la
liqueur filtrée. Par évaporation lente il se dépose en
octaèdres quadratiques jaune pâle, très solubles dans
l'eau et dans l'alcool.

De son histoire, trois points surtout nous intéressent
ici :

En premier lieu sa grande sensibilité comme réactif
des alcaloïdes ; d'un poids moléculaire considérable
(environ 3000), il forme avec les alcaloïdes des sels
extrêmement peu solubles de formules $12TuO^3$, SiO^2,
$2H^2O$ 4 Alc. nH^2O et permet ainsi de déceler 1/16000 de
morphine, 1/200000 de strychine, 1/500000 de qui-
nine.

En second lieu il faut noter que lorsqu'il s'agit de
précipiter les bases de la série xanthique, la réaction
n'acquiert toute sa sensibilité qu'en présence d'une
assez forte quantité d'acide libre : 3 ou 4 °/₀ d'acide
chlorhydrique par exemple ; quand on opère sur l'urine,
cette addition d'acide est d'autant plus nécessaire que
la présence d'une faible quantité d'ammoniaque solubi-
liserait partiellement le précipité.

Enfin un des principaux avantages de l'emploi de
l'acide silicotungstique réside dans la facilité avec
laquelle on peut régénérer les alcaloïdes précipités. Ces
précipités sont en effet décomposés immédiatement à
froid par les alcalis même très étendus avec mise en
liberté de l'alcaloïde. Si l'alcaloïde est soluble, comme
d'autre part tous les silicotungstates alcalins sont solubles, le précipité se trouve intégralement dissous.

Il faut noter que l'acide silicotungstique ne précipite
ni l'urée (même en solution très concentrée), ni la leucine, ni la tyrosine. Il précipite les bases xanthiques.
J'ai constaté directement qu'il précipite la créatinine ;
le précipité est blanc.

Les pages suivantes sont consacrées à l'exposé de la méthode que j'ai employée pour appliquer l'acide silicotungstique à la recherche des bases urinaires dans l'urine normale (j'entends ici par urine normale l'urine de sujets ne présentant aucun symptôme *subjectif* d'ordre pathologique).

Etant donnée la faible quantité dans laquelle certaines des bases recherchées se trouvent dans l'urine, il importe de n'opérer que sur un volume d'urine assez considérable, 30 litres au minimum.

Chaque portion recueillie doit être immédiatement additionnée d'une petite quantité de chloroforme qui s'oppose à tout travail fermentatif. Ce chloroforme sera par la suite recueilli à part et évaporé ; le résidu repris par l'eau sera réuni au reste de la liqueur.

L'urine est concentrée au dixième environ de son volume primitif ; cette opération doit se faire dans le vide à basse température, 37° environ, ce qui correspond à une colonne mercurielle manométrique de 74 à 75 centimètres ; à ces faibles pressions la température du bain-marie peut être portée à 100° et la distillation s'opère rapidement toujours à basse température, mais alors toute baisse du niveau de la colonne mercurielle entraîne immédiatement une élévation correspondante de la température du liquide qui distille. Quant à la rentrée du gaz indispensable pour régulariser l'ébullition, il faut, à l'air atmosphérique, substituer un gaz inerte, l'azote ou l'hydrogène. L'urine ainsi concentrée est filtrée (1).

(1) Le liquide distillé est complètement incolore si aucune portion d'urine n'a été mécaniquement entraînée; il contient des acides gras

La liqueur obtenue est traitée par l'acétate neutre de plomb tant qu'elle précipite ; le précipité blanc qui se forme peut être rapidement séparé, lavé et séché à la trompe. La plus grande partie du plomb ajouté en excès est précipité par l'oxalate de sodium et les dernières traces par un courant d'hydrogène sulfuré. Après filtration la liqueur se trouve débarrassée des albuminoïdes ; cette précaution était importante à prendre si l'on se rappelle que l'acide silicotungstique est un réactif sensible des matières albuminoïdes.

La solution d'acide silicotungstique employée renferme 5 grammes % d'acide cristallisé. La précipitation doit se faire en liqueur assez fortement chlorhydrique (3 grammes d'acide pour 100 c.c. de liqueur à précipiter). Le réactif est ajouté tant qu'un précipité se forme : il en faut un volume égal au dixième environ du volume de l'urine avant sa concentration.

Le précipité ainsi obtenu est facilement séparé à la trompe, puis lavé à l'eau chlorhydrique (3 d'acide % d'eau) jusqu'à ce que le liquide qui passe soit complètement incolore (1). Il est jaune rougeâtre et conserve cette coloration même après un lavage prolongé.

Ce précipité est intégralement soluble à froid dans l'eau faiblement ammoniacale qui dédouble les silico-

volatiles mais aucune trace de bases volatiles avec l'urine normale. Si on opérait avec une urine pathologique, on pourrait, pour retenir plus sûrement les produits volatiles basiques. l'aciduler légèrement avec de l'acide tartrique.

(1) Il se forme quelques heures après, dans la liqueur filtrée, un nouveau dépôt de silicotungstates, il faut décanter et réunir ce dépôt au précipité déjà recueilli.

tungstates organiques en silicotungstate d'ammonium soluble et bases libres. Ce fait intéressant sur lequel repose la méthode que j'indique donne lieu aux remarques suivantes. En premier lieu, la quantité d'eau employée doit être assez considérable, étant donnée la faible solubilité de certaines bases libres même en liqueur ammoniacale. On doit, en second lieu, éviter d'ajouter brutalement une trop grande quantité d'ammoniaque qui insolubilise une partie du précipité ; le mieux est de préparer à l'avance un litre à un litre et demi d'une solution ammoniacale faible et d'en arroser à plusieurs reprises le précipité laissé sur le filtre ; il disparait rapidement, intégralement, et on obtient une solution limpide, fortement colorée, légèrement ammoniacale. Il faut noter enfin que l'ammoniaque, si on en ajoute un notable excès, met en liberté au bout de quelques heures des flocons de silice gélatineuse provenant du dédoublement du silicotungstate d'ammonium en silice et tungstate neutre d'ammonium soluble. Il suffit dans ce cas de décanter et de laver le précipité de silice avec de l'eau ammoniacale que l'on réunit ensuite au reste de la liqueur.

La liqueur ainsi obtenue est distillée dans le vide jusqu'à siccité sans dépasser la température de 37°. Le liquide qui distille entraine l'ammoniaque libre et les bases volatiles à 37° si l'urine en contenait ; il est recueilli en liqueur oxalique ; mais il importe, pour éviter toute perte d'alcaloïde volatil, que le liquide qui s'écoule goutte à goutte du serpentin soit conduit par un tube continuant le serpentin jusqu'au sein du liquide

acide qui est destiné à fixer les bases, disposition analogue à celle mise en pratique dans l'appareil de
Schlœsing pour le dosage de l'azote total suivant le procédé de Kjeldahl. Une bande de papier de tournesol
fixée le long du tube permet de contrôler l'acidité du
liquide (ces précautions sont, on va le voir, inutiles
pour ce qui concerne l'urine normale, mais il serait à
priori indispensable de les observer si on étudiait, en
suivant cette méthode, des urines pathologiques).

On obtient ainsi un liquide (A) et un résidu sec (B).

Le liquide (A) contient à l'état d'oxalates l'ammoniaque et les bases volatiles à 37° avec de l'acide oxalique en excès. Traité par la solution d'acide silicotungstique, il est resté parfaitement limpide. Je crois
pouvoir conclure de ce fait que l'urine normale ne
contient pas, en quantité sensible, de bases organiques volatiles à 37°. Il est vraisemblable que si
l'organisme élimine des alcaloïdes volatils à la température normale du corps, c'est dans l'air expiré qu'on
aurait quelque chance de les rencontrer. En fait,
MM. Brown-Séquard et d'Arsonval (1), essayant de
déterminer la nature du poison contenu dans l'air
rejeté par les poumons, lui attribuent une fonction
nettement alcaloïdique. Il est vrai que depuis,
R. Würtz (2) n'a jamais trouvé que des traces de
composés alcaloïdiques dans les produits de condensa-
tion de l'air expiré et que la plupart des physiologistes

(1) BROWN-SÉQUARD et d'ARSONVAL. — C. R., t. CVI, p. 165,
1888.
(2) R. WÜRTZ. — C. R., t. 106, p. 213, 1888,

— 34 —

qui ont repris la question à l'étranger sont arrivés à la
même conclusion. Peut-être pourrait-on utiliser, en
reprenant ces recherches, l'extrême sensibilité de l'acide
silicotungstique comme réactif des alcaloïdes.

Le résidu (B), gris jaunâtre, de texture nettement
cristalline, contient, à l'état libre, les bases fixes à 37°,
plus un mélange assez complexe de sels d'ammonium :
du silicotungstate, du tungstate acide insoluble et du
silicodécitungstate soluble, ces deux derniers sels résultant de l'ébullition, en présence d'un excès d'ammoniaque, du silicotungstate d'ammonium en solution (1). Il
est repris :

> Par l'alcool à 95°. Liqueur (C).
> Par l'eau ammoniacale. Liqueur (D).

Il reste un corps blanc, constitué par un enchevêtrement
de fines aiguilles soyeuses, c'est du tungstate acide
d'ammonium.

La liqueur alcoolique (C) est évaporée à siccité ;
d'où deux parties :

I. L'alcool qui passe contient les bases volatiles entre
37° et 80° ; de fait, cet alcool présente une odeur urineuse caractéristique, nettement différente de l'odeur
ammoniacale. Traité par une solution alcoolique d'acide
silicotungstique, il donne un précipité blanc très sensible en même temps que l'odeur urineuse disparaît.
L'alcool est chassé par distillation et le résidu est repris
par l'eau qui ne le dissout que partiellement, le sillico-
tungstate organique étant insoluble, mais l'addition

(1) Dict. de Würtz. Article tungstène p 532.

d'une faible quantité de soude, en déplaçant la base, le rend intégralement soluble. La liqueur ainsi obtenue est placée dans un appareil de Schlœsing à serpentin en verre, ou simplement dans un appareil à distillation fractionnée qui fonctionne de même. Le liquide qui distille entraîne les bases volatiles qui sont recueillies en liqueur chlorhydrique. Additionnée de chlorure de platine, cette liqueur abandonne un faible précipité de chloroplatinate d'ammonium (1) ; elle est filtrée et mise à cristalliser dans le vide (2). Elle donne au bout de quelques jours une petite quantité (0gr. 067 pour 30 litres d'urine) de beaux cristaux brun ambré qui sont des prismes droits à base rhombe ; calcinés au creuset ils ont dégagé à nouveau cette odeur urineuse si caractéristique qui avait d'abord frappé mon attention, et ont laissé un faible résidu de platine (1gr. 503 %). Ce chloroplatinate appartient donc à une base précipitable par l'acide silicotungstique, soluble dans l'eau ammoniacale, soluble dans l'alcool et vraisemblablement volatile au-dessous de 80°. Je n'en ai obtenu qu'une quantité trop faible pour qu'il me soit possible de la soumettre à l'analyse élémentaire.

(1) Ce sel, heureusement facile à reconnaître sous le microscope à ses beaux cubo-octaèdres jaunes, a constamment pris naissance dans tous les cas où j'ai eu à former des chloroplatinates, l'ammoniaque accompagnant avec une grande ténacité les bases dans leur séparation.

(2) Plusieurs liquides organiques mis à cristalliser sous la cloche ont présenté à leur surface des signes d'oxydation ; il est bon, une fois le vide fait, de laisser rentrer de l'azote et de faire à nouveau le vide.

II. — Le résidu contient les bases fixes au-dessus de 80°. Il est repris par l'eau qui le dissout ; la liqueur additionnée d'acide chlorhydrique, puis de chlorure de platine, donne un précipité qui est séparé par filtration, d'où deux parties :

a) Le précipité de chloroplatinates est mis en suspension dans l'eau et traité à chaud par un courant d'hydrogène sulfuré qui en sépare le platine à l'état de sulfure et les bases à l'état de chlorhydrates. Il faut remarquer toutefois que, quoique en l'absence d'autres métaux du premier groupe, le sulfure de platine se dissout partiellement, grâce à la formation simultanée du sulfure d'ammonium résultant de la décomposition du chloroplatinate d'ammonium (1). La liqueur filtrée, bien que limpide, est fortement colorée en brun. On la traite avec ménagement, en chauffant légèrement, par une solution de baryte qui dégage l'ammoniaque et précipite intégralement le platine. La liqueur est évaporée à basse température ; le résidu est repris, d'abord par l'éther qui ne lui emprunte rien en quantité sensible, ensuite par l'alcool ; il reste une matière entièrement minérale. La liqueur alcoolique, abandonnée à l'évaporation lente, a donné naissance à une petite quantité de jolis cristaux blancs, micacés, en tables losangiques allongées, formant des groupes rayonnants. Placés dans la flamme, ils ont brûlé partiellement en laissant un résidu soluble dans l'eau qui a donné avec l'acide sulfurique un précipité blanc insoluble dans les acides minéraux. Il s'agis-

(1) Voir RIBAN. Sur quelques propriétés du sulfure de platine au point de vue analytique. *Soc. de chimie*, t. XXVIII. p. 240, 1877.

sait donc là, très vraisemblablement, d'une de ces combinaisons barytiques de base organique analogue à celles dont on a plusieurs fois signalé l'existence. Ces cristaux ont été dissous dans l'eau où ils sont facilement solubles et la liqueur a été traitée par l'acide sulfurique faible en léger excès, puis agitée avec un peu de carbonate de baryum pour enlever l'acide libre, enfin filtrée et mise à cristalliser dans le vide. Elle a abandonné une faible quantité de petites aiguilles blanches constituant le sulfate de la base organique. Outre les caractères qui résultent des circonstances même de sa séparation : solubilité dans l'eau et dans l'alcool, insolubilité du chloroplatinate, combinaison barytique cristalline, forme cristalline du sulfate, je dois encore mentionner les deux suivants : cette base précipite à chaud par l'acétate de cuivre ; traitée par l'eau de chlore et l'acide azotique qu'on évapore au bain-marie, elle donne, dans une atmosphère d'ammoniaque une belle coloration rose foncé qui caractérise les bases xanthiques. Tous ces caractères concordent pour la rapprocher de l'hypoxanthine.

b) La liqueur contenant les chloroplatinates solubles et le chlorure de platine en excès est traitée, à chaud, par l'hydrogène sulfuré qui précipite immédiatement et intégralement le platine ; elle est filtrée puis traitée avec ménagement par la baryte qui sépare les bases de leurs chlorhydrates. Après évaporation dans le vide, le résidu est repris :

Par l'éther qui abandonne par évaporation un dépôt amorphe, huileux, brun jaunâtre, présentant une odeur

urineuse particulière et très prononcée. Cette matière
est difficilement soluble dans l'eau à laquelle elle com--
munique une réaction très légèrement acaline au tournesol, partiellement soluble dans l'alcool qu'elle colore en
rouge, soluble dans l'éther ; elle ne forme aucun sel
cristallisé soit en présence d'un acide, soit en présence
d'une base, soit en présence du chlorure de platine. Sa
solution aqueuse traitée par les principaux réactifs des
alcaloïdes a présenté les résultats suivants : l'acide
phosphomolybdique, l'acide picrique, le réactif de Nylan-
der, le réactif de Millon, le chlorure de platine, l'iodure
double de cadmium et de potassium, le sous-acétate de
plomb, le nitrate mercurique ne la précipitent pas ; en
revanche elle donne un précipité blanc avec les acides
phosphotungstique et silicotungstique, le nitrate d'argent, l'iodure double de potassium et de mercure, le
réactif de Tanret, brun avec le réactif de Bouchardat,
le tannin, rouge avec l'eau de brome ; le chlorure
ferrique ne la colore pas. Cette substance se rapproche
par beaucoup de ces caractères de la matière extractive
ou portion non dialysable de l'urine étudiée par
M. G. Pouchet (loc. cit.) et Mme Eliacheff (loc. cit.). Elle
s'éloigne toutefois de la substance étudiée par M. G. Pouchet en ce qu'elle ne précipite ni par le sous-acétate de
plomb, ni par le nitrate mercurique et de celle décrite
par Mme Eliacheff qui ne présentait aucun caractère
alcaloïdique.

Par l'alcool qui se colore immédiatement d'une façon
intense et laisse un résidu blanc cristallin formé uniquement de chlorure de baryum. La liqueur alcoolique

dichroïque d'un rouge brun foncé par transparence, verte par réflexion, alcaline, ne précipite pas par l'acétate neutre de plomb, mais précipite abondamment par le sous-acétate qui la laisse légèrement colorée en jaune; le précipité α et la liqueur β sont séparés et traités à part.

α) Le précipité mis en suspension dans l'eau est traité par l'hydrogène sulfuré; la liqueur filtrée est fortement colorée. Additionnée d'acide chlorhydrique et de chlorure de platine, puis abandonnée dans le vide sec, elle laisse une matière rouge foncé, incristallisable, très hygrométrique, insoluble dans l'éther (ce qui permet de la séparer du chlorure de platine ajouté en excès), qui renferme à l'état de chloroplatinate la matière colorante. L'hydrogène sulfuré permet de l'en séparer sous forme de grains jaunes amorphes facilement solubles dans l'eau, moins facilement dans l'éther, insoluble dans l'alcool fort. La solution aqueuse de cette substance répond à la plupart des réactions des alcaloïdes; elle donne un précipité brun avec le réactif de Bouchardat, blanc avec les acides phosphotungstique et silicotungstique, vert avec l'acide phosphomolybdique, gris jaunâtre avec le tannin, jaune avec le réactif de Millon, rouge avec le chlorure ferrique, jaune brun virant au bleu au bout de dix minutes environ avec le réactif de Fröhde, blanc avec l'azotate d'argent, jaune rougeâtre avec le chlorure d'or, blanc avec le nitrate mercureux; l'acide picrique ne forme aucun précipité. Je dois rappeler ici que la substance colorante normale de l'urine à laquelle Thudichum avait autrefois donné le nom

d'urochrome (nom que M. A. Gautier lui conserve) a
été décrite par ce chimiste (1) comme une base incristallisable; de fait la portion indialysable de l'urine est
constituée par une substance colorée. Il est intéressant
de constater une fois de plus que l'un au moins de ces
pigments urinaires que nous savons depuis les travaux
de Mairet et Bosc (2) doués d'un pouvoir toxique si
actif est une substance à la fois incristallisable et nettement alcaloïdique.

β) La liqueur séparée du précipité formé par le sous-
acétate de plomb est traitée par l'hydrogène sulfuré et
filtrée ; elle contient les bases à l'état d'acétates. On y
ajoute peu à peu, en chauffant au bain-marie, de l'acide
chlorhydrique jusqu'à ce qu'elle bleuisse le violet de
Paris, puis du chlorure de platine et on la fait cristalliser. Elle abandonne une notable quantité de cristaux
souillés de chlorure de platine en excès qu'on enlève
par l'éther. C'est un chloroplatinate qui se présente en
gros prismes, brun ambré, disposés en touffes, solubles
dans l'eau. Cette solution traitée par quelques gouttes
de nitro-prussiate de soude, puis par une petite quantité d'une solution faible de soude donne une belle coloration rouge rubis qui passe assez rapidement au jaune ;
si on acidifie par l'acide acétique et que l'on chauffe la
liqueur, elle passe lentement au vert, puis au bleu de
Prusse : cette réaction est caractéristique de la créati-

(1) THUDICHUM. — C. R., t. CVI, p. 1803, 1888. — *British medical
journal*, 1864 à 1871.

(2) MAIRET et Bosc. — C. rendu Soc. de biol., 1890, p. 699 et 1891,
p. 94.

nine (Weyl) qui est d'ailleurs sensiblement soluble dans l'alcool (1 gr. pour 120 d'alcool à froid).

La liqueur ammoniacale (D) (voir page 34) contient à l'état libre les bases xanthiques insolubles dans l'alcool, la majeure partie de la créatinine et des sels d'ammonium (silicotungstates et silicodécitungstates). Elle est traitée à chaud par l'acétate de cuivre qui y donne un précipité vert clair, contenant à l'état de combinaisons cupriques les bases xanthiques seules : les silicotungstates de cuivre sont en effet solubles et la créatinine n'est pas précipitée dans ces conditions. Ce précipité mis en suspension dans l'eau est décomposé par l'hydrogène sulfuré, la liqueur filtrée et le précipité lavé, (environ un litre et demi d'eau par décigramme prévu de xanthine) ; cette liqueur évaporée abandonne une petite quantité de matière blanche qui donne facilement la réaction de Weidel. Elle est constituée par un mélange de xanthine, guanine, carnine, ces deux dernières en très faible quantité. Sous le microscope, la carnine seule est cristallisée, les deux autres bases sont en grains amorphes.

La liqueur séparée du précipité cuprique est colorée en vert par l'excès d'acétate de cuivre ; on l'en débarrasse par l'hydrogène sulfuré, on filtre, additionne d'acide chlorhydrique et chasse l'acide acétique, au bain-marie ; on concentre beaucoup et on précipite le chlorhydrate de créatinine par l'alcool fort et en grand excès ; on obtient la créatinine pure en faisant bouillir son chlorhydrate avec de l'hydrate de plomb. Elle est facile à caractériser par la réaction de Weyl.

Appréciation des bases urinaires.

Définition. — Je désigne dans les pages qui suivent sous le nom de rapport azote-alcaloïdique (α) le rapport qui existe entre le poids de l'azote contenu à l'état d'alcaloïde dans un certain volume d'urine et le poids de l'azote total contenu dans le même volume d'urine.

Pour plus de facilité, je rapporterai le poids de l'azote alcaloïdique à 100 gr. d'azote total. Il suit de là que, dire que le rapport azote-alcaloïdique est égal à n, revient à dire que sur 100 gr. d'azote éliminés par l'urine, n grammes le sont à l'état de bases urinaires.

J'ai essayé de déterminer ce rapport pour l'urine normale et pour un certain nombre d'urines pathologiques ; je vais indiquer la méthode que j'ai employée et les résultats qu'elle m'a donnés.

Méthode de détermination. — Elle consiste à doser, par le procédé de Kjeldahl, l'azote total, d'abord dans un volume déterminé de l'urine étudiée, ensuite dans le précipité obtenu en traitant par l'acide silicotungstique un volume également déterminé de la même urine.

Cette méthode qui est d'une application relativement facile donne des résultats parfaitement comparables si on a soin de se placer toujours dans des conditions strictement identiques.

On ne doit employer que de l'urine fraîchement émise. S'il s'agit d'urine pathologique, il faut s'assurer qu'aucune substance alcaloïdique n'entre dans la médication suivie par le malade. Il est intéressant en outre de noter la quantité d'urine émise en 24 heures et le régime alimentaire suivi.

Pour doser l'azote total, faire une prise de 5 c.c. d'urine ; la placer dans un petit ballon de 150 c.c. ; y ajouter peu à peu 20 c.c. d'acide sulfurique, puis 1 gramme de mercure métallique ; fermer le ballon en déposant à l'ouverture du col une petite ampoule soufflée d'un diamètre un peu supérieur à celui du col ; chauffer graduellement sur un bain de sable (qui peut contenir toute une série de petits ballons analogues). Au bout de deux ou trois heures le liquide est devenu limpide comme de l'eau ; l'opération est terminée ; il faut alors laisser refroidir le ballon. Cela fait, mettre dans un petit matras à col court 10 c.c. *d'acide sulfurique titré* (normal ou peu différent de l'acide normal pourvu qu'on en connaisse exactement le titre), le placer sous le tube à ampoule qui continue le serpentin de l'appareil de Schlœsing et qui doit plonger de quelques millimètres seulement dans le liquide. Etendre d'eau avec précaution l'acide contenu dans le petit ballon bien refroidi et agiter de manière à dissoudre intégralement les paillettes de sulfate de mercure qu'il renferme. Transvaser dans le ballon de l'appareil de Schlœsing, laver avec soin à plusieurs reprises le petit ballon et transvaser de même les eaux de lavage, y ajouter successivement un fragment de grenaille de zinc, de la lessive de soude non carbonatée jusqu'à réaction franchement alcaline, une petite quantité d'une solution de sulfate ferreux qui a pour effet de réduire les composés doubles de mercure et d'ammonium qui ne céderaient que difficilement leur ammoniaque en présence même d'un excès de soude. Quand l'ammoniaque a été entièrement chassée, ce que l'on reconnaît à ce que la goutte qui s'échappe du serpentin n'est plus alcaline au tournesol, il ne reste plus qu'à doser l'excès d'acide sulfurique contenu dans le matras en le saturant à la burette par n cc. d'une solution de soude (normale ou peu différente de la normale, dont on n'a d'ailleurs pas besoin de connaître le titre) dont N c.c. saturent 10 cc. de l'acide sulfurique titré. Si T est le titre de cet acide, l'azote total contenu dans la prise de l'urine étudiée est donné par la formule :

$$A = \frac{14\,T}{4.900\,N}\,(N\text{-}n)$$

Pour doser l'azote alcaloïdique, il faut, après avoir filtré l'urine, en faire une prise de 50 cc., l'additionner de quelques gouttes d'acide acétique et la porter à 100° au bain-marie pendant quelques instants pour coaguler l'albumine, la laisser refroidir, filtrer et laver le filtre. Additionner ensuite la liqueur filtrée de 2 c. c. d'acide chlorhydrique et de 10 c. c. d'une solution à 5 °/₀ d'acide silicotungstique cristallisé. Il se forme immédiatement un précipité floconneux plus ou moins coloré. Recueillir le précipité sur un petit filtre sans plis: il se sépare d'ailleurs avec la plus grande facilité de la liqueur qui passe immédiatement tout à fait limpide. Le aver avec soin à l'eau chlorhydrique à 3 %. Placer l'entonnoir sur un patit ballon de 150 c. c. prendre avec une pipette 10 c. c. d'une solution de soude à 2 % et la laisser tomber goutte à goutte sur le pourtour du filtre contenant le précipité alcaloïdique ; le précipité se dissout rapidement et l'excès de liqueur alcaline lave le filtre qui ne doit plus présenter trace de matière colorante. Si le précipité est très abondant, il faut faire passer à plusieurs reprises la liqueur sur le filtre et laver finalement avec une petite quantité de soude fraîche. Cette opération terminée, on a dans le ballon 10 c. c. environ de liqueur très colorée qui contient les bases libres, un peu de soude et du silico-tungstate de sodium. On y ajoute 20 c. c. d'acide sulfurique et 1 gr. de mercure métallique, puis on place comme précédemment le ballon au bain de sable jusqu'à décoloration complète. On dose enfin l'ammoniaque par le même procédé que ci-dessus et la même formule donne le poids A' d'azote contenu dans 50 c. c. d'urine à l'état alcaloïdique.

Le rapport azote-alcaloïdique est donné par la formule

$$\frac{A'}{10\,A} \quad ou \quad \frac{N\text{-}n'}{10\,(N\text{-}n')}$$

Si on rapporte l'azote alcaloïdique à 100 parties d'azote total, on a :

$$x = 10\ \frac{N\text{-}n'}{N\text{-}n}$$

Résultats. — J'ai examiné successivement au point de vue de la détermination du coefficient x l'urine normale, l'urine de malades atteints d'affections aiguës fébriles, l'urine de malades dont la température était normale ; je résume ici le résultat de 132 dosages.

Le rapport α varie entre les deux chiffres extrèmes 0,387 et 12,310 ; outre ces variations considérables du coefficient étudié, liées à des variations de volume faciles à observer du précipité de silicotungstates d'alcaloïdes, j'ai été frappé par la grande variété des couleurs présentées par les différents précipités obtenus soit à l'état normal, soit à l'état pathologique ; le précipité normal s'est montré constamment jaune rosé, tandis que la teinte des précipités contenant des alcaloïdes pathologiques a varié du jaune clair au violet le plus foncé en passant par les nuances intermédiaires ; les conditions toujours les mêmes étaient d'ailleurs rigoureusement observées pour chaque urine examinée.

1° *Urine normale.* — Le rapport α varie, pour l'urine de sujets ne présentant aucun trouble subjectif d'ordre pathologique, entre les deux chiffres extrèmes 2,266 et 6,185 ; on trouve le plus ordinairement un chiffre voisin de 3.

Ces chiffres sont sensiblement plus faibles que ceux indiqués dans le travail de Pflüger et Bohland (1) qui évaluent à 6,5 °/₀ l'azote provenant de corps précipitables par l'acide phosphotungstique. Bœdtker (2), en calculant il est vrai par différence, arrive au chiffre moins

---

(1) Pfluger et Bohland. — *Pflüger's Archiv.*, t. xxxviii, p. 575, 1886.
(1) Bœdtker. — *Beitray zur Kenntniss des Eiweissabbauss,* Bergen, 1896.

élevé 4,18 % chez l'adulte bien portant ; si on en retranche l'azote de l'acide hippurique qui s'y trouve compris, on arrive très sensiblement au chiffre moyen que j'ai obtenu.

Ces oscillations du coefficient α sont dues, moins aux variations de l'azote total éliminé en vingt-quatre heures (10 à 15 grammes en moyenne) qu'à celles de l'azote éliminé dans le même laps de temps à l'état d'alcaloïde : cette dernière quantité a varié, toujours pour l'urine normale, de 0 gr. 50 à 1 gr. 18.

J'ai recherché la cause à laquelle on pouvait attribuer ces oscillations relativement considérables du rapport α chez l'adulte bien portant et je crois l'avoir trouvée, en partie au moins, dans le régime alimentaire suivi. J'ai étudié, en m'y soumettant moi-même, les régimes mixte, lacté, carné, végétal qui m'ont fourni les résultats suivants : chacun des chiffres inscrits dans le tableau ci-dessous est la moyenne de trois dosages effectués avec l'urine émise à différentes heures de la journée.

	Azote total de 24 heures	Azote alcaloïdique de 24 heures	Rapport α
Régime mixte.....	11,600	0,385	3,405
— lacté......	17,355	0,270	1,549
— carné.....	13,119	0,789	6,017
— végétal ...	10,830	0,301	2,779

Il suit de là que les valeurs maxima du rapport α correspondent au régime carné, ses valeurs minima aux régimes lacté, et végétal. En ce qui concerne le régime lacté, ces résultats concordent avec les estimations de Chibret d'après lequel ce régime augmente de plus de moitié l'urée éliminée et semble diminuer en même temps les matières extractives. En ce qui concerne les régimes carné et végétal, les évaluations de Gumlich (1), Schultze (2), Bleibtreu (3), Camerer (4), d'ailleurs fort peu concordantes entre elles, sont en outre d'une interprétation difficile, aucun de ces auteurs n'ayant dosé directement l'azote alcaloïdique.

Le rapport α m'a paru plus élevé chez les sujets qui, ingérant peu de liquides, urinent peu ; il s'est trouvé de 4,256 chez un sujet dont la quantité d'urine éliminée en vingt-quatre heures ne s'élevait qu'à 902 cmc., ce qui correspond à 13 gr. 699 d'azote total et 0 gr. 592 d'azote alcaloïdique.

Le même rapport varie également d'une façon appréciable dans le cours d'une même journée ; il présente deux maxima pour l'urine de la nuit et l'urine émise dans l'après-midi, deux minima correspondant à la matinée et à la veillée ; ce dernier chiffre s'est montré le plus faible ; d'où la nécessité, quand on désire évaluer ce coefficient, soit de faire la prise dans l'urine de vingt-quatre heures bien mélangée, soit d'effectuer plusieurs dosages dans le cours d'une même journée et de prendre la moyenne.

2° *Urines fébriles.* — C'est en examinant l'urine de malades atteints de maladies aiguës fébriles que j'ai

(1) Gumlich. — *Ztschr. f. physiol., Ch.*, t. xvii, p. 10, 1892.
(2) Schultze. — *Pflüger's Archiv.*, t. xlv, p. 401, 1889.
(3) Bleibtreu. — *Pflüger's Archiv.*, t. xlv, p. 402, 1889.
(4) Camerer. — *Ztschr. f. Biologie*, t. xxviii, p 72, 1891.

obtenu, pour le rapport α, les chiffres les plus élevés ;
je citerai les suivants :

	Azote total de 24 heures	Azote alcaloïdique de 24 heures	Rapport α
Typhoïde (40°)........	37,668	4,436	11,780
Pneumonie (39°8)....	39,342	4,803	12,215
Grippe (39°6)........	40,867	3,973	9,581
Tuberculose (38°2)...	24,613	2,364	9,203
Variole (40°1)........	29,874	3,019	10,112
Fièvre herpétique(38°)	22,514	2,021	8,983

On peut conclure de là, que dans tous ces cas, le rapport azote-alcaloïdique est sensiblement plus élevé qu'à l'état normal et d'autant plus que la température est elle-même plus élevée. Mais je dois ajouter que dans plusieurs cas de maladies fébriles à température relativement élevée, ce rapport s'est montré voisin de la normale et même dans certains cas inférieur à la normale. J'ai cru pouvoir rapporter ces faits aux deux causes suivantes : d'abord au régime lacté auquel étaient soumis les malades examinés et qui, comme je l'ai indiqué, abaisse sensiblement le coefficient α ; ensuite et surtout à l'état du filtre rénal qui, adultéré dans certains cas par les produits toxiques même qu'il est chargé d'éliminer, se trouve hors d'état de remplir complètement sa fonction ; d'un côté, il laisse filtrer de l'albumine qui augmente d'autant l'azote total, tandis que, d'un autre côté, il retient plus ou moins les produits alcaloïdiques, coïncidence qui pour un double motif entraîne la diminution du rapport α. C'est ainsi qu'en particulier je crois pouvoir interpréter les deux cas suivants où l'urine était légèrement albumineuse.

	Azote total de 24 heures	Azote alcaloïdique de 24 heures	Rapport α
Grippe (39°8).....	41,003	2,362	5,761
Scarlatine (38°2)..	40,119	1,233	3,073

3° *Urines de maladies apyrétiques.* — Ici encore le coefficient α varie dans de fortes proportions.

La valeur minima a été trouvée dans un cas de cirrhose alcoolique qui m'a fourni les chiffres suivants :

Azote total de 24 heures......... 14,190

Azote alcaloïdique de 24 heures... 0,055

Rapport α..................... 0,387

Deux cas de diabète m'ont donné sensiblement le même résultat :

Azote total de 24 heures........ 12,384 et 18,060

Azote alcaloïdique de 24 heures.. 0,206   0,320

Rapport α................... 1,623   1,772

Deux cas d'albuminurie, l'un avant le traitement lacté, l'autre alors que ce traitement n'avait laissé dans l'urine que des traces d'albumine, m'ont donné des résultats très différents :

	1° cas	2° cas
Azote total de 24 heures..........	23,607	10,062
Azote alcaloïdique de 24 heures...	0,30S	0,928
Rapport α.....................	1.305	9,224

On voit que, dans ce cas, contrairement à ce qui se passe chez un sujet sain, le régime lacté a abaissé de plus de moitié l'azote total grâce à la disparition de l'albu-

mine et augmenté du double l'azote alcaloïdique éliminé.

Je dois noter enfin que, dans la plupart des maladies
du système nerveux qu'il m'a été permis d'examiner,
j'ai relevé une augmentation très sensible du coefficient
α : 8,473 et 9,130 dans deux cas d'hémiplégie, 7,632 dans
un cas d'hystérie, 6,315 dans un cas de chorée.

J'ai examiné d'autre part un certain nombre d'affections chroniques : maladie de la peau, syphilis, rhuma-
tisme, lésion du cœur, chlorose, etc... sans que les
résultats obtenus m'aient présenté aucune particularité
intéressante.

Conclusions.

1° L'acide silicotungstique présente, comme réactif des bases urinaires, le double avantage d'être extrémement sensible (précipité volumineux et facile à séparer même avec une très faible quantité de bases) et de se prêter à une facile régénération des bases qu'il précipite (décomposition immédiate par les alcalis faibles avec mise en liberté de l'alcaloïde).

2° Cet acide précipite dans l'urine débarrassée de substances albuminoïdes : la créatinine, les bases xanthiques, une base volatile à 80°, une substance alcaloïdique non cristallisable, une matière colorante également incristallisable et nettement alcaloïdique ; il ne précipite aucune base volatile à la température normale du corps.

3° Cet acide se prête enfin d'une façon commode à l'appréciation des bases urinaires à l'état normal et pathologique en permettant le dosage facile de l'azote alcaloïdique.

4° La quantité d'azote qui, pour 100 parties d'azote total, est éliminée à l'état d'alcaloïde varie dans de grandes proportions suivant qu'on la dose à l'état normal ou pathologique ; elle constitue ce que j'ai étudié dans les pages qui précèdent sous le nom de rapport azote-alcaloïdique.

INDEX BIBLIOGRAPHIQUE DES AUTEURS CITÉS

ABEL et DRECHSEL. — *Du Bois' Archiv*, 1891. p. 236

ABEL et MUIRHEAD. — *Archiv. f. exper. Pathol.*, t.XXXI, p. 15, 32, 467, 1893.

ACKERMANN. — C. R. de la Soc. de biol., t. XLVI, p. 659, 1894.

ADDUCO. — *Arch. de Biol. ital.*, t. IX, p. 203.

ALBANESE. — *Archiv. f. exper. Pathol.*, t. XXXV, p. 449, 1895.

ALBU. — *Berliner Klin. Wochensch.*, t. XXXI, p. 8 et 1081, 1894.

BAGINSKY. — *Ztsch. f. physiol. Ch.*, t. VIII, p. 399.

BALDI. — *Sperimentale März*, 1889. — *Jahresb. f. Thiersch.*, 1889, p. 190.

BALKE. — *Journal f. prakt. Ch.* [2], t. XLVII, p. 544 et 563, 1893.

BAUMSTARCK. — *Berichte der chem. Gesellsch.*, t. VI, p. 838 et 1378. — *Ann. d. Chemie*, t. CLXXIII, p. 342.

BÉCHAMP. — C. R., t. CVI, p. 292.

BENECH. — C. R. de la Soc. de Biol., 4 août 1900.

BERTRAND (Gabriel). — *Bulletin de la Soc. chim.* [3], t. XXI. p. 434, 1899.

BLEIBTREU. — *Pflüger's Arch.*, t. XLV, p. 402, 1889.

BLENDERMANN. — *Ztschr. f. physiol. Chem.*, t. VI, p. 261, 1882.

BŒDTKER. — *Beitrag zur Kenntniss des Eiweisabbaus*, Bergen, 1896.

BOINET et SILBERET. — *Revue de méd.*, 1892. — *Jahresb. f. Thiersch.*, 1892. p. 495.

BONDZYNSKI et GOTTLIEB. — *Bericht. d. chem. Gesellsch.*, t. XXVIII, p. 1113, 1895. — *Archiv. f. exper. Pathol.*, t. XXXVI. p. 45.

BOUCHARD. — C. R., t. CII, p. 669, 727, 1127. 1886.

— *Revue de Médecine*, t. II. p. 825. 1882. — C. R. de la Soc. de Biol. [7], t. III, p. 604.

— *Archives de physiologie*, 5ᵉ série, 1889.

BRIEGER. — Microbes, ptomaïnes et maladies (tradution Roussy et Winter). — *Weitere Untersuchungen über Ptomaïne*, Berlin, 1885, p. 52.

BROWN-SÉQUARD et D'ARSONVAL. — C. R., t. CVI, p. 165.

CAMERER. — *Ztschr. f. Biologie*, t. XXVIII, p. 72. 1891.

CHARRIN et ROGER. — Comptes rendus de la Société de Biologie, 1887, p. 145 et 1886, p. 607.

CHIARUTTINI. — *La Riforma med.*, p. 133 et 135, '893. — *Jahresb. f. Thierch.*, 1893, p. 548.

CHIBRET et IZARN. — C. R., t. CII, p. 1172.

COLASANTI. — *Gaz. chim. ital.*, 1887. — *Jahresb. f. Thierch.*, 1891, p. 162.

ELIACHEFF. — C. R. de la Société de Biol. [9], t. III, p. 71, 1891.

EWALD et JACOBSON. — *Berliner Klin. Wochensch.*, t. XXXI, p. 25. 1891.

FELTZ et RITTER. — De l'urémie expérimentale, 1881.

FELTZ et EHRMANN. — C. R.. t. CII, p. 880, 1886 ; t. CIV, p. 1877, 1887.

FLATOW et REITZENSTEIN. — *Deutsche med. Wochensch.*, p. 23, 1897.

FRERICHS et STAEDLER. — *Archiv. f. Anat. u. Physiol.*, 1854, p. 393.

GARDEUR. — Méthode de recherche des poisons physiologiques dans l'urine. Bruxelles, 1898. Institut Solvay.

GAUTIER. — *Chimie biologique*, deuxième édition, 1897.

— *Les toxines microbiennes et animales.*

— *La chimie de la cellule vivante*, deuxième édition.

— *Journal de l'anat. et de la physiol.*, 1881, p. 330. — *Virchow-Hirsch's.* 1881, t. I. p. 126.

— *Bull. de l'Acad. de méd.* [2], t. XV, p. 123, 1886. — *Bull. Soc. chim.* [2], t. XLVIII, p. 16, 1887.

GAUTRELET. — Thèse de l'Université de Paris, avril 1900.

GODEFROY. — *Deut. chem. Gesellsch.*, t. IX, p. 1792.

GRIFFITHS. — C. R., t. CXIII. CXIV, CXV, CXVI, CXVII, CXVIII, CXX.

GUMLICH. — *Ztschr. f. physiol. Ch.*, t. XVII, p. 10, 1892.

GUSSEROW. — *Archiv. f. Gynäkologie*, t. III, p. 269, 1871.

HAHN et NENKI. — *Archives des sciences biologiques.* t. I, p. 467, 1892. — *Archiv. f. exper. Pathol.*, t. XXXII, p. 185, 1893.

HOFFMANN. — *Virchow's Archiv.*, t. XLVIII, p. 358, 1869.

KERRY et KOBLER. — *Wiener Klin. Wochenschr*, 1891, p. 525.

KIJANITZIN. — *Virchow's Archiv.*, p. 131 et 443, 1893.

KOHLER. — *Ztschr. d. gesammten Naturw*, 1857, p. 336. — *Schmidt's Jahresb.*, t. CIV, p. 31.

KRUGER et SALOMON. — Die Alloxurenbasen des Harnes. *Hoppe-Seyler's Zeitschrift für. physiologische Chemie*, p. 350. — *Ztsch f. physiol. Ch.*, t. XXI, p. 169, 1895.

KRUGER et WULFF. — *Du Bois'Archiv.*, 1894, p. 553.

LASSAIGNES. — Annales de chimie et physique, t. XVII, p. 301.

LÉPINES et AUBERT. — C. R., t. CII, p. 880.

LÉPINE et GUÉRIN. — *Revue de méd.*, 1884, p. 767. — *Lyon méd.*, p. 42, 1884.

LEMERY. — *Cours de Chymie*, onzième édition, 1730, p. 26.

LUFF. — A new method of extracting ptomaïnes. *Thesis of the University of London*, 1888.

MAIRET et BOSC. — C. R. de la Société de Biologie [9] t. III, p. 94, 1891.

MARIGNAC. — C. R., t. LVIII, p. 888, 1862 et p. 809, 1864.

MEISSNER. — *Ztschr. f. rat. Med.* [3], t. XXXI, p. 297 et 317, t. XXIV, p. 97 et 103.

MOITESSIER. — C. R. de la Société de biol., t. XLIII, p. 573, 1891.

MONARI. — *Atti r. acad. dei lincei*, t. II, p. 202, 1886. — *Berichte d. chem. Gesellsch.*, t. XX, p. 225. — *Gaz. chim. ital.*, 1887. — *Chem. Centralbl.*, 1887, p. 340, et 1562.

NENKI. — *Jahresb. f. Thierch.*, 1892, p. 601.

NEUBAUER et VOGEL. — *Analyse des Harnes. Zehnte Auflage. Analytischer Theil.*

PFLUGER et BOHLAND. — *Pflüger's Archiv.*, t., XXXVIII, p. 575, 1886.

POUCHET. — Contribution à la connaissance des matières extractives de l'urine. *Thèse* de Paris, 1880. — C. R., t. XCVII, p. 1560, 1883. — C. R., t. CI, p. 510, 1885.

RIBAN. — *Bull. Soc. Chim.*, t. XXVIII, p. 230, 1877.

RUBNER. — *Ztschr. f. Biol.*, t. XXIII, p. 279, 1885.

SALKOWSKI. — *Pflüger's Archiv.*, t. LVI, p. 350, 1894.

SALOMON. — *Virchow's Archiv.*, t. CXXV, p. 565.
— *Berichte d. chem. Gesellsch.*, t. XVIII, p. 3407, 1885. — *Du Bois'Archiv.*, 1882, p. 426 et 1885, p. 370.
— *Ztschr. f. physiol. Ch.*, t. XI, p. 140, 1887.

SCHMITT. — Essai sur les matières colorantes de l'urine. *Thèse* de Paris, 1898.

SCHULTZE. — *Pflüger's Archiv.* t. XLV, p. 401, 1889.

SELMI. — *Annali di Chim. e di Farmacol.*, t. VIII, p. 3, 1888. — *Chem. Centralbl.*, 1888, p. 1554.

SJOQVIST. — *Nordisk med. Arkiv.*, p. 36, 1892.

STADTHAGEN. — *Ztsch. Klin. Med.*, t. XV, p. 390, 1889.
— *Berliner Klin. Wochensch.*, 1889, p. 345.
— *Virchow's Archiv.*, t. CIX. p. 415.

STADTHAGEN et BRIEGER. — *Wirchow's Archiv.*, t. CXV, p. 490, 1889.

STILLINGFLEET JOHNSON. — *Procedings of the London Roy. Society*, t. XLII, p. 865, 1887 ; t. XLIII, p. 493. — *Chem. News*, t. LV, p. 304, 1887.

STRECKER et SCHERER. — *Ann. d. Chem. u. Pharm.*, t. CII, p. 208, 1857 ; t. CVIII, p. 140 et 151, 1858.

THUDICHUM. — *Annals of chemical medicin.* t. I, p. 163, 1879. —

Grundzüge der anat. u. Klin. Chem. Berlin, 1886, p. 245.
— C. R., t. cvi, p. 1803, 1888.

Toppelius et Pommerehne. — *Arch. d. Pharm.*, t. ccxxxiv,
p. 380. — *Chem. Centralbl.*, 1896, t. ii, p. 349.

Udransky (Von) et Baumann. — *Berichte d. chem. Gesellsch.*,
t. xxi, p. 2744 et 2938, 1888. — *Ztsch. f. physiol. Ch.*, t. xiii,
p. 562. 1889.

Vaughan et Novy. — *Ptomaïnes, leucomaïnes, etc...*, 3ᵉ éd.
Philadelphia and New-York, 1896, p. 264.

Vauquelin. — *Annales de Chimie et Pharm.*, t. xxxiii, p. 269,
1840.

Villiers. — C. R., t. c, p. 1246, 1886.

Wohler. — *Ann. d. Ch. et Pharm.*, t. lxx, p. 229.

Wurtz (R.). — C. R., t. cvi, p. 213.

Wyrouboff. — *Société française de minéralogie*, t. xix, n° 7,
1896.

IMPRIMERIE F. DEVERDUN, BUZANÇAIS (INDRE).

www.ingramcontent.com/pod-product-compliance
Ingram Content Group UK Ltd.
Pitfield, Milton Keynes, MK11 3LW, UK
UKHW021119140726
13695UKWH00004B/1598